DE

LA MUE DE LA VOIX

CHEZ LE JEUNE SOURD-PARLANT

THÈSE

POUR L'AGRÉGATION DE L'ENSEIGNEMENT DES SOURDS-MUETS
PRÉSENTÉE ET SOUTENUE EN OCTOBRE 1892

PAR

AUGUSTE BOYER

PROFESSEUR A L'INSTITUTION NATIONALE DES SOURDS-MUETS DE PARIS

PARIS

GEORGES CARRÉ, ÉDITEUR

58, RUE SAINT-ANDRÉ-DES-ARTS, 58

—

1893

DE

LA MUE DE LA VOIX

CHEZ LE JEUNE SOURD-PARLANT

DU MÊME AUTEUR

—

Réduction des lettres à leurs éléments primitifs et Art d'enseigner à parler aux muets; Madrid, 1620, par J.-P. Bonet (*traduit de l'espagnol* en collaboration avec M. Eug. Bassouls). In-8, 163 pages, 1891.

DE

LA MUE DE LA VOIX

CHEZ LE JEUNE SOURD-PARLANT

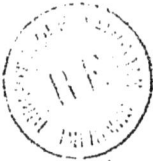

THÈSE

POUR L'AGRÉGATION DE L'ENSEIGNEMENT DES SOURDS-MUETS

PRÉSENTÉE ET SOUTENUE EN OCTOBRE 1892

PAR

AUGUSTE BOYER

PROFESSEUR A L'INSTITUTION NATIONALE DES SOURDS-MUETS DE PARIS

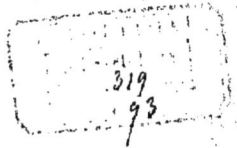

PARIS

GEORGES CARRÉ, ÉDITEUR

58, RUE SAINT-ANDRÉ-DES-ARTS, 58

1893

A mon Président de thèse

M. le Docteur ALBERT REGNARD

INSPECTEUR GÉNÉRAL DES SERVICES ADMINISTRATIFS AU MINISTÈRE DE L'INTÉRIEUR

A mon Directeur

M. L. ERNEST JAVAL

CHEVALIER DE LA LÉGION D'HONNEUR

A mes Maîtres

M. A. DUBRANLE

CENSEUR DES ÉTUDES, PROFESSEUR DES COURS NORMAUX D'ARTICULATION
ET DE MÉTHODE INTUITIVE

MM. BÉLANGER et DUPONT

MAÎTRES DE CONFÉRENCES

Hommage de mon profond respect.

C'était une nouveauté il y a peu d'années, et c'est aujourd'hui un lieu commun de dire que le sourd-muet peut être amené à faire usage de la parole et à saisir la pensée d'autrui par l'observation des mouvements des lèvres.

Les résultats obtenus jusqu'à ce jour montrent assez la possibilité de l'entreprise et ne peuvent que stimuler les efforts des maîtres qui se vouent à l'éducation de ces infortunés.

Mais nulle œuvre n'est parfaite en ce monde, et s'il en est une dont le perfectionnement doive sans cesse exciter le zèle des hommes, c'est bien celle de l'enseignement *de la parole* aux sourds-muets.

Nous soulignons à dessein ces mots *de la parole ;* nous pensons, en effet, que tout autant que les formes du langage *mécanisme* de ce dernier doit être l'objet constant de nos ...cupations, et que là surtout réside la technique difficile ...re enseignement spécial.

Les paroles que M. Javal, directeur de l'Institution nationale de Paris, adressait au personnel enseignant à la distribution des prix du 8 août 1891 sont en parfaite communion avec l'opinion que nous venons d'émettre.

Tout en reconnaissant les excellents résultats obtenus dans l'enseignement de la langue nationale et de la lecture sur les lèvres, M. Javal signalait à l'attention de tous les progrès qui restent à réaliser dans l'enseignement de la parole.

L'idéal à atteindre doit être modeste, et, à notre avis, il se trouve fort bien conçu dans les lignes suivantes : « La tâche « du maître est terminée quand il a doté le sourd-muet d'une « parole intelligible. » (1).

Doter le sourd-muet d'une parole intelligible, suffisante pour se faire comprendre dans la société, tel est, pensons-nous, le but vers lequel doivent tendre surtout nos efforts.

Mais l'apprentissage de la parole par le sourd-muet comprend deux parties bien distinctes : *l'émission de la voix*, *l'articulation des sons.*

Or, chacun sait que cette dernière, *l'articulation des sons,* aura beau être parfaite, si la voix est mauvaise, la parole sera le plus souvent insupportable et même incompréhensible.

Aussi, n'atteindrons-nous ce summum de notre ambition : *une parole intelligible,* que si nous dotons le jeune sourd d'une voix aussi naturelle, aussi pure que possible, autrement dit si nous apportons tous nos soins à la provocation de cette voix et si surtout *nous la surveillons attentivement dans toutes les modifications qu'elle peut subir durant le cours des études.*

C'est guidé par ces considérations que nous avons entrepris le modeste travail que nous présentons aujourd'hui, travail qui porte précisément sur l'une des modifications de la voix, sur *la Mue,* à propos de laquelle l'auteur que nous avons déjà cité s'exprimait ainsi : « Nous devons alors (au moment de la mue) songer à sauver la voix de notre élève du naufrage où elle risque de sombrer. »

Puissent les conclusions de l'étude qui va suivre contribuer à perfectionner quelque peu cet *enseignement de la parole au sourd-muet,* qui nous tient à tous si fort au cœur, et nous nous estimerons suffisamment récompensé !

(1) *La Voix du sourd.* — M. Dupont. Paris, 1882.

DE LA MUE DE LA VOIX

CHEZ LE JEUNE SOURD-PARLANT

PREMIÈRE PARTIE

—

INTRODUCTION

L'enfant doué de tous ses sens trouve dans l'ouïe, à l'époque de la puberté, un régulateur, un modérateur naturel qui lui permet de traverser sans trop d'encombre cette phase plus ou moins brusque, plus ou moins aiguë, dans laquelle sa voix se dépouille des caractères enfantins pour revêtir ceux de l'adolescence.

Il n'en est pas de même par malheur du jeune sourd-muet à qui l'on enseigne l'usage de la parole.

Que sa surdité soit congénitale ou accidentelle, qu'il soit exercé à la parole depuis plus ou moins de temps, le jeune sourd arrive à l'âge de la puberté sans arme aucune pour défendre cette voix acquise le plus souvent au prix de tant de peine et qui est alors à la merci du phénomène de *la Mue*, ouverte à tous les vices et à toutes les imperfections qu'entraîne cette dernière.

En effet, qu'est-ce qui peut avertir l'être humain du moindre écart de sa propre voix, de la plus légère altération de sa prononciation, si ce n'est l'oreille. Or nos infortunés élèves sont privés de ce merveilleux et unique instrument de contrôle.

Aussi, les défauts de voix et les vices d'articulation vont-ils s'augmentant et s'enracinant sous l'œil du professeur, spectateur inconscient, le plus souvent, de la débâcle dans laquelle vont se perdre les fruits d'un travail de plusieurs années.

Que de belles voix perdues par suite de négligence ou de mauvaise éducation lors de la mue! — nous disait dernièrement un professeur de musique (1).

Il s'agissait là d'enfants entendants.

Que l'on juge de ce que la mue peut produire sur la voix du sourd.

Le fait constaté et sans cesse répété que la voix de nos élèves perd graduellement de son intensité et de son naturel à mesure que s'avance le cours des études ne doit-il pas être attribué surtout à la mue?

Pour notre part, nous avons la ferme conviction que la mue est en grande partie la cause de ce médiocre résultat.

Est-il un remède à un tel état de choses?

A cette nouvelle question, nous n'hésitons pas à répondre encore affirmativement.

Oui, il est possible d'y remédier, si le professeur connaît bien cet important phénomène de *la mue de la voix*, s'il est exactement renseigné sur toutes les questions que soulève cet intéressant problème.

Malheureusement, ce sujet est un de ceux qui jusqu'ici ont été tenus à l'écart.

Notre littérature spéciale, tant française qu'étrangère, riche en ce qui touche à l'enseignement de la langue nationale, de la lecture sur les lèvres, de l'articulation, voire même de l'éducation de la voix, est muette en ce qui concerne la mue.

C'est cette lacune que nous avons essayé de combler.

Sachant que l'on ne combat efficacement un ennemi qu'autant qu'on le connaît à fond, nous nous sommes efforcé d'éclaircir tous les points qui intéressaient le phénomène que nous voulions étudier.

Aussi, pour mener notre tâche à bien, nous sommes-nous mis au courant de tout ce que renfermaient sur notre sujet

(1) M. E. DARDET, professeur de Musique à l'Ecole normale d'Instituteurs de Paris, qui a bien voulu nous renseigner sur la conduite tenue par les maîtres de chant à l'égard de leurs élèves pendant la mue.

les traités d'anatomie, de physiologie et de musique les plus
en renom. Nous avons pris l'avis des maîtres qu'une longue
et savante expérience dans l'enseignement de la parole aux
sourds-muets mettait à même de nous éclairer utilement;
enfin, et surtout nous nous sommes livré personnellement à
des observations sur un nombre relativement élevé de cas, —
étude qui nous a été des plus faciles, et par le chiffre considérable d'élèves que renferme l'Institution à laquelle nous
avons l'honneur d'appartenir, et par les visites que nous
avons faites à d'autres établissements.

Comme on le verra, nous avons divisé notre   il en une
série d'articles intitulés comme suit : Histori   , Définition,
Époque et Durée, Description des modificatio   subies par le
larynx et par la parole du sourd à l'époque de la puberté,
Influence exercée par la mue sur la parole de la jeune
sourde-muette, Conduite que doit tenir le professeur durant
la mue de la voix.

Qu'il nous soit permis, avant d'aborder notre sujet, de
remercier ici tous ceux qui nous ont facilité notre tâche,
qui ont bien voulu répondre dans les plus grands détails à
nos demandes de renseignements, nous faire part des
résultats de leur expérience, nous laisser vivre pendant de
longues heures avec leurs élèves, et prendre nous-même des
observations sur la parole de ces derniers.

Historique

Lorsque nous aurons cité les ouvrages du médecin et professeur J.-C. Amman, de MM. Dupont, Théophile Denis et
Goguillot, on aura la liste complète des auteurs qui se sont
occupés jusqu'à ce jour de la mue de la voix chez le jeune
sourd-parlant.

Dans le premier chapitre de la *Dissertatio de loquela* (1),
Amman, traitant de l'anatomie et de la physiologie des

(1) Amsterdam, 1700. — Traduit en français par M. BEAUVAIS DE PRÉAU.
Orléans, 1779.

organes vocaux, se contente de signaler le phénomène de la mue dans les termes suivants : « Tout le monde sait que la « voix change dans le temps de la puberté, qu'elle devient « forte, rude et inégale. Ce phénomène a ses sources dans « les rapports sympathiques qui existent entre les organes « de la voix et ceux de la génération. A cette époque, les « cartilages du larynx ainsi que ses muscles prennent plus « de force et de grandeur, surtout chez les jeunes garçons.

« Les os acquièrent alors et la vigueur et la dureté conve- « nables à raison de l'intensité de la chaleur animale, ce qui « donne, pour ainsi dire, à la voix toute sa fermeté et sa « maturité.

« Les garçons chez lesquels le larynx et la masse géné- « rale des os ne subissent qu'une légère altération con- « servent toujours une voix efféminée. »

Se bornant à cette simple définition, Amman ne fait plus mention de la mue de la voix dans les chapitres qu'il consacre ensuite à l'art d'apprendre à parler au sourd-muet.

M. Dupont, se plaçant au contraire au point de vue exclusif de notre enseignement spécial, touche succinctement aux principaux points de la question, et appelle tout particulièrement l'attention du professeur d'articulation sur ce phénomène.

Les deux pages qu'il y consacre dans *La Voix du Sourd* (1) sont en quelque sorte le canevas du travail que nous allons présenter.

Nous y reviendrons dans le cours de notre étude.

Parlant de la voix de nos élèves, M. Théophile Denis, dans un excellent traité qui a surtout le mérite de vulgariser « *l'en- seignement de la parole aux sourds-muets* » (2), s'exprime ainsi : « Il n'est pas aussi rare qu'on pourrait le supposer « de rencontrer des voix bien posées et d'un timbre qui « n'est pas sans charme, surtout chez les élèves filles *qui* « *n'ont pas à traverser la période critique de la mue.* »

Dans son livre *Comment on fait parler les sourds-muets* (3),

(1) Paris, 1882.
(2) Paris, 1886.
(3) Paris, 1889.

M. Goguillot, à propos des défauts de la voix, constate en quelques lignes l'altération que subit la voix des enfants et en particulier des jeunes sourds à l'époque de la puberté :
« Cette voix, que nous aurons eu tant de peine, parfois, à
« obtenir bonne, pourra être altérée au moment où les élèves
« atteignent l'âge de la puberté.

« Le sourd-muet n'ayant pas à son service ce puissant
« régulateur, l'oreille, est exposé alors à contracter tous les
« défauts de voix. »

M. Goguillot se contente de recommander au professeur de surveiller à ce moment la voix avec la plus grande attention.

Enfin M. Leguay, professeur à l'Institution nationale de Paris, dans un article publié par la *Revue Internationale* (sept. 1891) et relatif à la voix, exprime l'avis que « la mue
« de la voix est un phénomène encore trop peu étudié ».

Comme on le voit, nous avions raison de dire en commençant que notre littérature spéciale est assez pauvre en ce qui concerne la mue de la voix (1).

Définition

Point n'est besoin d'avoir fait d'études spéciales pour reconnaître les modifications plus ou moins profondes que subit la voix de l'enfant lors de la puberté; un peu d'observation et une bonne oreille suffisent pour cela.

Quant à la cause de ce phénomène, nous pouvons nous en tenir encore aujourd'hui à ce qu'écrivait Amman, il y aura bientôt deux cents ans. « Ce phénomène, dit le célèbre instituteur
« de sourds-muets, a ses sources dans les rapports sympa-
« thiques qui existent entre les organes de la voix et ceux
« de la génération. A l'époque de la puberté, les cartilages
« du larynx ainsi que ses muscles prennent plus de force et
« de grandeur, surtout chez les jeunes garçons. »

(1) Nous devons reconnaître que l'Institution nationale de Paris est la première et peut-être encore la seule, qui ait fait figurer la mue de la voix dans les programmes d'études de ses cours normaux (Arrêté du 23 juillet 1888, page 19 ligne 15).

Pour donner une définition plus succincte, nous dirons : La mue est une modification que subit la voix chez le jeune garçon et chez la jeune fille au moment où ils passent de l'enfance à la puberté.

Nous verrons plus loin en quoi consiste cette modification.

Époque à laquelle se produit la mue

Le phénomène de la mue se produit lors du passage de l'enfance à la puberté, venons-nous de dire ; mais nous savons que l'âge de la puberté n'est pas le même pour tous les êtres humains.

Cet âge varie en effet suivant *les conditions climatologiques, les conditions individuelles* (c'est-à-dire l'intelligence et les mœurs) et suivant *le sexe*.

Voilà donc quatre facteurs qui entrent en ligne de compte pour déterminer l'époque à laquelle peut se produire la mue de la voix.

1° *Climats*. — Il est notoire qu'une température chaude et sèche hâte la puberté. — On sait que dans les pays les plus chauds de l'Afrique, de l'Asie et de l'Amérique les filles sont pubères à dix ans et même à neuf ans.

Dans certains pays froids du Nord — Russie, Danemark, Suède — la puberté est retardée, treize à quinze ans chez les filles et quinze à dix-sept ans chez les garçons.

Dans les climats tempérés, comme en France, les jeunes garçons sont pubères vers l'âge de quatorze ans environ, et les jeunes filles vers douze ou treize ans (Fournié) (1).

Il s'agit là, bien entendu, d'un cas général, c'est-à-dire des êtres doués de tous leurs sens ; pour la catégorie particulière dans laquelle rentrent nos élèves sourds-muets, cet âge de quatorze ans pour les garçons et de treize ans pour les filles n'est pas tout à fait l'époque à laquelle sonne l'heure de la puberté.

(1) *Physiologie de la voix et de la parole.*

Nos observations personnelles nous ont permis de vérifier l'exactitude d'une opinion déjà émise à ce sujet, à savoir que les jeunes sourds-muets muent un peu plus tard que les jeunes entendants-parlants.

On aura l'explication logique de ce fait en tenant compte des conditions relatives au *développement intellectuel* et *aux mœurs*.

2° *Intelligence*. — Il est reconnu qu'une intelligence développée, une imagination vive, hâte généralement l'époque de la puberté.

Au contraire, chez les sujets peu éveillés, à l'intelligence endormie, la puberté est le plus souvent retardée.

Or, nos élèves sourds-muets ont, en général, une intelligence plutôt médiocre que bonne, et même chez les sujets les mieux doués le développement intellectuel a subi un retard appréciable du fait même de leur infirmité.

3° *Mœurs*. — La manière de vivre a aussi une grande influence sur la manifestation plus ou moins précoce des phénomènes de la puberté.

Une vie calme et réglée, un travail corporel assidu, une nourriture peu recherchée, l'absence de lectures et de spectacles sont autant de causes qui retardent la puberté.

Une vie active, nerveuse, au contraire, hâte cette époque.

Or, les jeunes sourds-muets ont dans nos écoles une manière de vivre absolument conforme à la première de celles que nous venons de décrire.

On voit donc qu'au double point de vue de l'intelligence et des mœurs le retard chez nos élèves de l'âge de la puberté et, par suite, de la mue de la voix est un fait qui s'explique suffisamment.

Aux causes que nous venons d'indiquer peut-être faut-il joindre l'inertie prolongée dans laquelle est resté le larynx de nos élèves, inertie qui, dans la suite, peut retarder le développement de cet organe.

Remarque. — Nous croyons devoir placer ici une observation de M. Vatter, directeur de l'Institution des sourds-muets de Francfort-sur-le-Mein :

« En général, nous écrit M. Vatter, le changement de voix
« arrive plus tôt chez les enfants israélites que chez les chré-
« tiens. »

Nous avons consulté sur ce point M. le docteur Brunner,
directeur de l'Institution des *sourds-muets israélites* de
Vienne (Autriche), laquelle compte cent sept élèves.

M. Brunner nous répond que son Institut ne renfermant que
des enfants israélites, il ne peut établir de comparaison;
néanmoins il a remarqué que chez ses élèves la mue de la
voix s'opérait d'assez bonne heure « généralement de treize
à quinze ans ».

Notre opinion à ce sujet est que cette précocité de la
puberté et, partant, de la mue de la voix — commune aux
jeunes entendants israélites et aux jeunes sourds-muets de
même religion — n'a pour autre cause que l'origine méridionale des juifs, et qu'elle ne fait que confirmer la règle générale de l'influence des climats sur l'époque de la puberté ;

4° *Du sexe.* — « Les femmes arrivent plus tôt — deux
« ou trois ans — que les hommes à l'époque de la puberté. »
(Fournié.)

Les observations qu'il nous a été permis de faire dans une
Institution de jeunes filles — ne comptant pas moins de cin-
quante élèves — et les renseignements que nous avons pui-
sés auprès de praticiens éclairés établissent que chez les
jeunes sourdes-parlantes la mue se fait sentir bien plus tôt
que chez leurs frères d'infortune.

Cependant on remarque, comme pour les garçons, que la
mue se déclare un peu plus tard que chez les enfants douées
de tous leurs sens.

Remarque. — La mue de la voix se produisant de quatorze à seize ans chez le jeune sourd-muet, il est indispen-
sable qu'à cette époque sa voix soit bien posée, bien fixée.
Aussi ne faut-il point attendre à cet âge pour provoquer la
voix et commencer l'articulation, et doit-on voir là l'une des
raisons qui justifient la mesure fixant, dans nos institutions,
le maximum de l'âge d'admission à douze ans.

En effet, si l'on attendait à la puberté pour provoquer la

voix, il arriverait que les muscles laissés jusqu'alors dans l'inaction opposeraient à la volonté d'autant plus de résistance et de raideur qu'ils se rapprocheraient davantage de leur entier développement.

Pour les filles, le maximum de l'âge d'admission doit encore être abaissé à dix ans, la mue se déclarant plus tôt chez elles que chez les garçons.

Durée de la mue de la voix

La durée de la mue est extrêmement variable ; dans certains cas elle s'opère très lentement, tandis que d'autres fois elle se produit d'une façon pour ainsi dire instantanée.

Nous avons été à même de noter que chez certains élèves quelques mois ont suffi pour la transformation de la voix ; chez d'autres la mue a persisté une année et plus encore.

Giacomo Bisozzi, auteur d'un traité intitulé : *La voix humaine et son emploi par les chanteurs*, dit que la durée de la mue dépend des tempéraments. « Chez les sanguins, où le mouvement de la sève est plus rapide et toute la vie a plus de feu, elle passe beaucoup plus vite que chez les flegmatiques où le cours de la sève est lent. »

Cet auteur a également constaté que plus la voix est élevée avant la mue, plus il lui faut de temps pour revêtir les caractères plus ou moins graves de celle de l'adolescent.

D'après ces diverses données, le professeur peut donc préjuger approximativement si avec tel élève il aura affaire à une mue lente ou à une mue accélérée.

Quant à fixer d'une façon formelle une durée à la mue, nous ne croyons pas que ce soit possible.

(Si, à propos de la durée de la mue, nous comparons les chiffres que nous ont fournis nos observations personnelles avec ceux que donnent divers traités relatifs aux entendants-parlants, nous voyons qu'en général la mue ne s'opère pas plus vite chez le sourd-muet, bien qu'elle se déclare plus tard.)

DEUXIÈME PARTIE

—

Modifications subies par l'organe vocal lors de la puberté et déterminant la mue de la voix

Nous avons dit que les changements qui surviennent dans la voix à la puberté avaient pour cause la transformation organique qui s'opère à cette époque dans le larynx. Voyons maintenant, très brièvement, en quoi consiste cette transformation.

À ce propos, Amman s'exprime ainsi : « À l'époque de la puberté, les cartilages du larynx, ainsi que ses muscles, prennent plus de force et de grandeur, surtout chez les jeunes garçons. »

Les renseignements que nous devons à l'obligeance de M. le Dr Walther (1) nous permettent de préciser encore l'explication donnée par Amman :

« La mue de la voix, nous dit M. Walther, est un phénomène dû à l'accroissement rapide (2) du larynx au moment de la puberté. Cet accroissement porte sur les lames du cartilage thyroïde et sur la largeur du cartilage cricoïde. En même temps les cordes vocales s'allongent et s'épaississent : leur longueur en ce court espace de temps passe de 12 ou 15 millimètres à 20 ou 25 millimètres. On peut dire avec Fournié que pendant la période de la mue les diverses parties

(1) Chirurgien des hôpitaux, professeur du cours normal d'anatomie et de physiologie à l'Institution nationale des Sourds-Muets de Paris.
(2) Lorsque ces modifications du larynx suivent une marche trop rapide, elles peuvent dans certains cas déterminer une mue douloureuse ; l'émission de la parole est alors accompagnée de sensation pénible au niveau du larynx. Comme on le verra plus loin, il nous a été donné d'observer un cas analogue avec un élève sourd-muet.

du larynx prennent un développement deux fois plus grand que celui qu'elles avaient acquis depuis la naissance jusqu'à la révolution génitale.

« L'accroissement du larynx est généralement caractérisé par l'apparition de la pomme d'Adam, nom donné à la saillie antérieure du thyroïde. »

Ce dernier détail peut être facilement remarqué par le professeur d'articulation qui, ayant fréquemment recours au toucher, constate bien souvent chez ses élèves qu'avant la puberté la saillie du cartilage thyroïde est à peine sensible, tandis qu'elle devient très perceptible, quelquefois même à l'œil, lorsque se produit la mue de la voix.

A ce qui précède on doit ajouter que le larynx de la jeune fille subit des modifications moins importantes que celui du garçon. Ainsi, les cordes vocales ne s'allongent que de 4 ou 5 millimètres, et le développement du thyroïde est bien moindre (Fournié); aussi la pomme d'Adam est-elle moins saillante.

Nous verrons plus loin qu'il en est de même pour les modifications subies par la voix.

Modifications subies par la voix du sourd lors de la puberté

Si la mue de la voix n'a encore fait l'objet d'aucune étude spéciale dans notre enseignement, par contre son influence sur la parole du sourd a été fréquemment constatée dans ces temps derniers, et l'on s'est même demandé si ce n'est pas là la cause qui fait que souvent la parole de nos élèves devient moins nette et moins agréable à mesure que s'avance le cours de leurs études.

Nous allons voir que la question ainsi posée méritait une étude approfondie, et que l'influence subie par la voix à la puberté est assez considérable pour altérer, si l'on n'y prend garde, et la voix et l'articulation du jeune sourd-parlant.

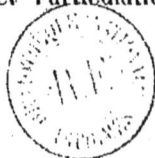

Nous venons de parler des transformations qui s'opèrent dans l'organe vocal au moment où l'enfant devient pubère. Or, pour celui qui possède quelque peu le mécanisme de la production de la voix humaine, il est évident que tout ce qui tend à troubler le jeu de cet organe — et en particulier des cordes vocales — tend nécessairement à modifier les qualités de la voix.

C'est précisément ce qui a lieu lors de la mue et ce dont nous allons nous entretenir (1).

De même que pour la *Durée*, nous dirons tout d'abord qu'avec chaque enfant on se trouve pour ainsi dire en présence d'un cas particulier.

Néanmoins nous indiquerons ici, d'une façon générale, les divers caractères que nous avons relevés dans la voix des élèves que nous avons observés. (Ces renseignements s'appliquent surtout à la voix du jeune garçon; nous verrons plus loin, en particulier, la voix des jeunes filles.)

La mue, avons-nous remarqué, débute le plus souvent d'une manière lente et peu sensible (2) ; quelquefois, elle se déclare brusquement.

Dans l'un et l'autre cas, les principaux phénomènes qui se se produisent sont les suivants :

La voix, jusqu'alors plus ou moins belle et pure, devient rude, âpre et comme enrouée ; l'émission, pénible et incertaine ; le jeune sourd parle ou trop haut ou trop bas, il y a incertitude dans le ton ; la parole forme un mélange de sons de hauteur différente, en un mot la voix détonne.

« Chez quelques sourds, dit M. Dupont, la voix de tête devient une habitude, et toutes les voyelles sortent en fausset. »

D'autres éprouvent une douleur assez vive au larynx lors de l'émission de la parole. Tel le cas que nous rapportons ci-dessous:

(1) Dans ce chapitre et les suivants il va nous être permis de nous renfermer dans les limites de notre enseignement spécial et de rendre compte des résultats de nos investigations. Nous n'avons pas cru utile de reproduire la liste des cas que nous avons observés, mais bien plutôt d'énumérer les principaux caractères que présentent la voix et l'articulation lors de la mue.
(2) Ce fait explique pourquoi on y prête si peu d'attention, et la nécessité d'être renseigné sur ce phénomène, d'y être préparé.

OBSERVATION

Le jeune G..., Paul, demi-sourd, âgé de quinze ans, dont la voix muait très fortement depuis six mois, se plaignait d'une sensation douloureuse au larynx dans l'émission de la parole; sa voix était couverte, il toussait et il expectorait.

Craignant que la mue ne fût compliquée d'une affection laryngée, ou que l'intensité de cette mue ne réclamât des soins médicaux, nous conduisîmes cet enfant à M. le D* Ladreit de Lacharrière, auquel l'examen laryngoscopique révéla:

1° *Que les cordes vocales inférieures étaient dans un léger état de turgescence;*

2° *Qu'elles étaient un peu rougeâtres* (1);

3° *Que le pharynx et le larynx étaient exempts de toute affection, et qu'en conséquence les changements survenus dans la voix ainsi que la sensation douloureuse ne devaient être attribués qu'au travail qui s'opérait dans l'organe laryngien;*

4° *Qu'il n'était pas nécessaire de faire suivre un traitement médical à l'enfant.*

Chez certains encore la voix se couvre et devient imperceptible.

Le D* Fournié dit que la mue peut déterminer l'aphonie ; nous sommes persuadé de ce fait car il nous a été donné d'observer un élève dont la voix, pendant quelques jours, était presque éteinte.

M. Ferreri, vice-directeur de l'Institut royal des Sourds-Muets de Sienne, nous écrit de son côté : « J'ai observé quelques cas — assez rares — dans lesquels, *après la mue,* la voix s'est perdue presque entièrement. La mue fut-elle l'unique cause de ce phénomène: je ne pourrais l'assurer absolument, faute de données suffisantes sur cette intéressante question. »

Le fait le plus caractéristique et le plus commun est, pour le muard (2), l'impossibilité de tenir, de filer un son-voyelle. Ceci

(1) « On sait, dit M. Walther, qu'à l'état normal les cordes vocales inférieures sont d'un blanc nacré qui contraste avec la coloration rosée des cordes supérieures. »
(2) Nous nous permettons de désigner sous le nom de *muard* l'enfant dont la voix mue. Ce terme était usité au xvii° siècle ; nous ne faisons, en somme, que le rajeunir (Voir le *Supplément du dictionnaire Littré,* page 237).

tient, pensons-nous, à ce que l'enfant n'étant plus maître de ses cordes vocales, ne peut les maintenir à la tension nécessaire pour la tenue d'un même son, il ne peut soutenir ce que les physiologistes appellent la *lutte vocale*.

Chez ceux de nos élèves qui observent l'intonation en parlant et généralement chez les demi-sourds, on constate un certain effort musculaire pour produire les sons élevés, et si ces sons ne peuvent être atteints, alors la voix retombe dans un ton grave, bas.

Comme on le voit, l'influence exercée par la mue sur la voix porte principalement, chez le sourd, sur *la netteté de la voix, l'aisance et l'assurance dans l'émission*.

Chez l'entendant-parlant cette influence de la mue peut être atténuée en partie grâce au contrôle de l'ouïe, mais non cependant en ce qui concerne les effets de ce phénomène sur la hauteur de la voix (1).

« Le plus souvent, dit Gavarret, la voix du garçon baisse d'une octave. »

Nos jeunes sourds, également, voient baisser le diapason de leur voix, et comme, en général, ils observent peu l'intonation en parlant, cette variation dans le registre est encore plus appréciable que chez l'entendant-parlant. Nous nous expliquons : parlant presque toujours sur le même ton, et ce ton descendant plus ou moins subitement lors de la mue, d'une octave ou à peu près, il s'ensuit que la voix émise constamment sur ce nouveau ton est absolument différente de celle que l'élève avait avant la puberté (2).

Influence de la mue sur l'articulation des sons de la parole

Nous venons de voir les altérations subies par la voix lors de la mue.

(1) Ceci résulte de renseignements que nous avons recueillis sur les effets de la mue chez les jeunes entendants, tant au point de vue de la voix parlée que de la voix chantée. Plusieurs instituteurs primaires ont bien voulu, en effet, nous rendre compte des observations auxquels ils s'étaient livrés, à notre demande.

(2) Nous avons vu, à propos des climats, que les enfants sont plus tôt pubères dans les pays chauds. Nous nous demandons si dans ces mêmes pays chauds la

Là se borne généralement l'influence de ce phénomène chez les entendants-parlants.

Avec les sourds-muets il n'en est malheureusement pas de même.

Le défaut d'audition, une certaine rudesse des organes vocaux résultant d'un usage moins fréquent de la parole sont autant de causes qui font que l'articulation des sons elle-même est atteinte par les troubles qu'éprouve le fonctionnement des cordes vocales.

Cette influence sur l'articulation se manifeste surtout lorsque la mue se produit d'une façon assez sensible.

Les observations que nous avons faites sont les suivantes :

1° Durant la mue, la voix se pose assez bien sur les voyelles *a, è, e, an, in, un* (1) ;

2° L'émission de la voyelle *é* et surtout de la voyelle *i*, provoque une sensation douloureuse et ce dernier son est presque escamoté dans la lecture ou dans la conversation ;

3° La voix détonne fréquemment dans la production des voyelles *o, on, u* et *ou*, surtout dans *ou*. Ainsi, en prononçant les phrases : J'ai mis le cahier *sur* la table ; Voilà mon *mouchoir*, les sons *u* et *ou* de *sur* et de *mouchoir* parcourent divers tons successifs, ce qui donne un caractère très désagréable à la parole et en altère l'intelligibilité. (Quoique la voyelle *ou* convienne au ton grave, on remarque qu'elle est néanmoins altérée ; cela tient, sans doute, à ce que le larynx du muard est inapte à régler les lentes vibrations des notes basses) ;

4° Les consonnes sonores *b, d, g, v, z, j,* font détonner la voix, surtout quand l'un de ces sons se trouve à la fin du mot parlé. Plus fréquemment encore, il arrive que les consonnes que nous venons de citer sont remplacées par leurs équivalentes muettes : *p, t, c, f, s, ch* ;

5° La hauteur du son est modifiée lorsque l'enfant prolonge

voix subit des modifications aussi sensibles que dans les pays froids ou même tempérés comme le nôtre. Nous nous permettons de poser la question à nos confrères de l'Italie méridionale.

(1) Si la voix se *pose* assez bien sur ces voyelles, il ne s'ensuit pas moins que le timbre est également rauque et désagréable.

les vibrations du *l*, défaut assez fréquent chez le sourd-parlant;

6° Le son *r* est quelquefois accompagné de douleur au gosier, chez les élèves qui émettent le *r* guttural; bien souvent, il y a même escamotage de ce son.

Le *r* lingual est moins affecté;

7° Les sons *p, t, c, f, s, ch* n'exigeant aucune vibration laryngienne, leur articulation n'est pas atteinte;

8° Les sons *gn* et *ill* sont peu altérés.

À ces faits concernant l'articulation des sons, nous en joindrons un autre très important à notre avis et relatif au débit non du mot, mais de la proposition, de la phrase.

Durant une conversation ou une lecture on constate très souvent que le jeune sourd qui mue est essoufflé au bout de quelques instants, que sa respiration est plus fréquente et qu'il coupe, qu'il hache pour ainsi dire, les phrases qu'il prononce.

Nous verrons dans un prochain chapitre la cause et le remède de ce dernier défaut, de même que pour les précédents.

De l'influence de la mue sur la voix et sur l'articulation de la jeune sourde-parlante

Les effets de la mue sur la parole du garçon et sur celle de la jeune fille n'étant pas les mêmes, il convient d'établir en quoi consiste cette différence.

Nous avons déjà vu que la mue se déclarait généralement un peu plus tôt chez les jeunes filles que chez les garçons.

Ceci s'explique si l'on tient compte de ce que la jeune fille se développe plus vite que le garçon, qu'elle atteint la puberté, l'âge de raison plus rapidement que lui.

Dans son traité, Amman n'établit aucune distinction à propos de la mue, entre le garçon et la fille.

En revanche, MM. Dupont, Théophile Denis et Goguillot ont reconnu que la mue n'exerçait qu'une légère influence sur la voix de la jeune sourde. M. Goguillot s'exprime ainsi :

« Chez les jeunes filles cette crise a beaucoup moins d'im-
« portance, et il est rare que leur voix soit sensiblement mo-
« difiée. »

D'après Fournié, la même différence existe chez les entendants-parlants. « En aucun cas, dit le savant physiologiste,
« la voix de la femme ne subit, à la puberté, les modifica-
« tions profondes qui altèrent celle du jeune homme; le dia-
« pason de la voix de la jeune fille ne s'abaisse guère que
« d'une ou de deux notes. »

Les remarques faites par les institutrices de sourdes-muettes
auxquelles nous nous sommes adressé, et les observations
que nous avons pu faire nous-même, nous permettent d'établir que la mue, chez la jeune sourde, s'effectue assez souvent d'une manière inaperçue, inappréciable; que dans le cas
de mue sensible, si la voix perd quelque peu de son acuité,
elle gagne en revanche en rondeur, en force, et que l'articulation des sons n'est elle-même que très peu affectée.

On nous a cependant présenté deux jeunes filles chez les-
quelles la voyelle i et les consonnes b, d, g, v, z, j étaient
altérées depuis la mue, et ces mêmes défauts avaient déjà été
remarqués par les institutrices chez d'autres enfants, mais
il ne s'agissait là que de cas isolés, et ces défauts ne persis-
taient pas.

Enfin, aucun exemple d'extinction de voix ou de sensation
douloureuse au larynx ne nous a été signalé alors que ces faits
se rencontrent encore assez souvent chez les jeunes sourds.

Remarque. — Ce que nous venons de dire à propos de la
mue de la voix chez la jeune sourde-muette expliquerait peut-
être la supériorité des écoles de filles sur les écoles de garçons, au point de vue de l'acquisition de la parole.

En tout cas, il est certain que l'immunité dont jouissent les
jeunes sourdes, lors de la puberté, constitue pour elles un avan-
tage considérable qui ne peut que s'ajouter aux raisons que
nous fournissait, tout dernièrement encore, M. J. Dussouchet
lorsqu'il disait que « l'on trouve des voix très acceptables
« chez bon nombre de sourds-muets et *surtout chez les*
« *jeunes filles* ».

TROISIÈME PARTIE

—

Conduite que doit tenir le professeur durant la mue de la voix

Nous touchons ici à un point intéressant de notre travail et auquel nous avons consacré la plus grande partie de nos efforts.

La conduite que doit tenir le professeur pour sauver la parole du sourd du danger que lui fait courir la mue, nous allons la déduire de l'étude même des causes physiologiques qui provoquent ce phénomène et de l'influence de ce dernier sur la voix et sur l'articulation.

A. — DE LA VOIX. — Nous pouvons ainsi résumer le chapitre que nous avons consacré aux modifications subies par la voix. Lors de la mue les principaux défauts que l'on observe chez le jeune sourd sont les suivants : 1° raucité ; 2° incertitude dans le ton ; 3° tendance à contracter la voix de fausset ; 4° voix couverte ; 5° aphonie ; 6° émission douloureuse.

1° *Raucité*. — On sait qu'en général les sourds, et surtout les sourds de naissance, sont enclins à la voix rauque et gutturale.

A ce défaut, nos professeurs du Cours normal d'articulation nous donnent l'excellent conseil de remédier par un usage fréquent de la conversation, et cela dans le but d'assouplir les organes vocaux et particulièrement le larynx.

Lorsque la raucité se déclare à la mue, ou lorsque ce défaut, existant déjà avant ce phénomène, s'accentue avec lui, on doit alors changer de ligne de conduite et au contraire restreindre l'usage de la parole.

Lors de la mue la raucité est due :

1° A l'état congestif qui s'est emparé du larynx et notamment des cordes vocales ;

2° Aux efforts déplacés que fait l'enfant pour conserver ses notes élevées (1).

Il importe donc : 1° d'éviter à l'élève tout excès de parole et surtout de ne pas lui permettre de forcer la voix (cette dernière recommandation doit surtout lui être faite lorsqu'il se trouve en récréation) ; 2° de l'amener à éviter tout effort déplacé.

2° *Incertitude dans le ton.* — Durant la mue, nous l'avons déjà dit, l'enfant n'a plus plein pouvoir sur son instrument vocal ; il parle ou trop haut ou trop bas, sa voix détonne.

Le professeur devra reprendre toute fausse intonation et faire répéter le son sur le ton convenable en se souvenant, bien entendu, qu'avec la mue le diapason de la voix s'abaisse progressivement.

En se basant sur l'espace de temps depuis lequel l'enfant mue et sur le genre de voix qu'il avait avant cette époque, le professeur peut se rendre compte approximativement du ton qui doit être propre à tel ou tel élève. Ce ton, nous venons de le dire, tend à baisser progressivement ; aussi devra-t-on amener l'élève à émettre la parole sur le ton de voix le plus bas sans cependant forcer la nature (2). Pour cela on s'aidera du toucher et on fera percevoir au jeune sourd les vibrations du thorax.

(Avec les demi-sourds, on pourra corriger les fausses intonations en ayant recours à l'audition soit à l'aide de la voix nue, soit avec un tube acoustique. Dans ce dernier cas, l'élève reprendra le son en l'émettant dans un tube dont l'extrémité aboutira à sa propre oreille ; il pourra ainsi comparer le son

(1) Ces efforts amènent un rétrécissement de l'isthme du gosier et donnent à la voix un caractère guttural, désagréable.

(2) Dans l'enseignement du chant, les professeurs s'attachent, pendant la mue, à observer et étudier la voix de leurs élèves, à la faire descendre peu à peu à des tons plus profonds, et à retrancher de leurs exercices les sons provenant de la poitrine que la mue leur a fait perdre.

qu'il a émis avec celui que le professeur lui demande et se rendre compte des imperfections de sa prononciation. — *Moyen indiqué dans le Cours et dans les Conférences d'articulation pour corriger l'excès de voix.*)

3° *Tendance à contracter la voix de fausset.* — Ce défaut provient surtout des efforts inconscients de l'enfant pour conserver, en dépit de la nature, les intonations qu'il possédait avant la mue.

Nous devrons combattre énergiquement ce défaut, car nos élèves, ne s'entendant pas parler, prendraient bien vite l'habitude d'émettre toutes les voyelles en voix de tête, et nous aurions ensuite beaucoup de peine à les en corriger.

On fera comprendre au jeune sourd qu'il ne doit pas contracter trop violemment les muscles de son larynx; on l'amènera à dépenser moins d'énergie; *tout son émis en voix de fausset sera immédiatement repris sur le ton convenable.*

4° *Voix couverte, aphonie, émission douloureuse.* — Ces cas se rencontrent lorsque la mue revêt une certaine intensité.

Il s'agit alors surtout de précautions hygiéniques destinées à faciliter le travail de la nature.

C'est ainsi qu'on devra tout d'abord faire visiter l'enfant par le médecin afin de voir si ces complications sont dues exclusivement à la mue, et si elles ne nécessitent aucun traitement médical; puis on interdira au jeune muard d'abuser de la parole, tant en classe qu'au dehors, on ne lui demandera pas de longues récitations, et on évitera toute conversation prolongée.

(En présence d'un cas de mue douloureuse on pourrait être tout d'abord tenté de mettre l'élève à *la diète de la parole* afin de lui éviter toute fatigue et surtout pour ne pas lui laisser contracter de défauts de voix et d'articulation. Mais dans les divers cas que nous avons remarqués et notamment dans l'observation que nous avons reproduite, il nous a été donné de constater que la sensation douloureuse ressentie au larynx par le muard pouvait persister plusieurs mois; on comprendra qu'il est impossible d'exiger un silence absolu de l'enfant pendant un tel espace de temps, et, du reste, le voudrait-on, on ne pourrait l'obtenir.

Un autre moyen, plus pratique en apparence, nous est venu à l'idée. Nous avons pensé à faire parler le muard à voix basse, à le faire chuchoter ; mais nous avons abandonné ce procédé, car nous avons reconnu que le chuchotement fatiguait beaucoup l'enfant et provoquait des accès de toux. Mieux vaut donc recommander à l'élève d'user modérément de la parole à voix haute).

Remarque. — Les jeunes sourds ayant conservé un peu d'ouïe ont l'habitude de parler constamment en dehors de la classe, voire même de chantonner, de vocaliser, et ce en forçant généralement la voix de manière à jouir du peu de perception auditive qui leur reste.

Cet excès de voix ne peut que fatiguer le larynx et entraver la marche de la nature, lors de la mue ; aussi devra-t-on l'interdire aux élèves.

B. — DE L'ARTICULATION DES SONS. — Relativement à l'articulation des sons, nous rappellerons tout d'abord que le travail physiologique qui s'opère dans le larynx, à la puberté, rend cet organe d'une sensibilité semblable à celle qui résulte d'une maladie de la gorge.

Cette sensibilité affecte surtout les cordes vocales, aussi le jeune sourd chez qui la mue se produit d'une manière assez aiguë hésite-t-il à faire manœuvrer son larynx, et son articulation pèche-t-elle surtout par la faiblesse des vibrations laryngiennes.

Ainsi s'expliquent :

1° L'absence de vibrations dans l'articulation des consonnes sonores ;

2° L'escamotage de la voyelle *i* (1) et de l'*r* guttural.

Ces défauts étant produits par une cause toute naturelle, il n'existe pas de remède immédiat à leur appliquer. Cependant le professeur n'en a pas moins un rôle très actif à remplir.

(1) On sait que les voyelles s'émettent sur des tons de voix différents nécessitant des contractions différentes des cordes vocales ; c'est ainsi que dans l'émission de la voyelle *i* l'énergie déployée par les cordes vocales est à son maximum. Or le larynx de l'enfant qui mue n'est guère en état de fournir ce maximum d'énergie.

Il doit surveiller attentivement son élève, et « comme l'altération répétée produit le vice », il lui faut, aussitôt que la période critique de la mue est passée, reprendre tous les sons, voyelles et consonnes, dont la prononciation a été atteinte par ce phénomène et dont nous avons donné l'énumération dans un chapitre précédent.

Nous avons agi ainsi avec un élève qui, après avoir mué, ne faisait plus aucune distinction entre les consonnes sonores et leurs équivalentes muettes ; c'est ainsi qu'il prononçait la *f*oiture pour la *v*oiture, le *p*œuf pour le *b*œuf... (Renseignements pris, l'élève avait une articulation convenable avant la mue et prononçait fort bien les consonnes sonores.) Nous reprimes donc les sons en question, et au bout de quelque temps nous eûmes la satisfaction de voir la parole de cet élève s'améliorer d'une façon notable.

En ce qui concerne particulièrement les voyelles, nous aurons à insister sur la voyelle *i* et à revenir aux exercices sur la tenue du son.

Nous avons dit, en effet, que le fait le plus caractéristique était pour l'enfant qui mue l'impossibilité de tenir, de filer un son-voyelle. Or, lorsque la mue est terminée, le jeune sourd est redevenu maître de ses cordes vocales, et peut à volonté les maintenir à la tension nécessaire pour la tenue d'un même son ; nous ne rencontrerons donc aucune difficulté à ce sujet.

C. — Débit de la proposition, de la phrase. — Nous avons vu que la respiration du jeune sourd qui mue était plus fréquente, qu'il coupait, qu'il hachait la phrase.

La cause de ce défaut, c'est que la transformation qui s'accomplit alors dans l'organe vocal vient détruire momentanément à l'ouverture glottale et au larynx lui-même la souplesse organique qui favorisait l'acte respiratoire.

De plus, la tension anormale des cordes vocales se trouve équilibrée par une force expiratrice également irrégulière ; ce qui met rapidement l'enfant à court d'haleine.

(Peut-être faut-il ajouter que lors de la puberté l'appareil de la respiration participe, lui aussi, d'une manière plus ou moins sensible, à la métamorphose qui s'opère dans le corps tout entier.)

Pour remédier au défaut que nous venons de signaler nous devrons, pendant la mue, nous efforcer d'amener le sourd-parlant à ne pas trop augmenter la fréquence des inspirations ainsi que la force du souffle expiré; lorsque le phénomène aura pris fin, nous aurons alors à régulariser la respiration de notre élève. Le but que nous aurons surtout à atteindre sera de lui faire reprendre l'habitude de ménager son souffle, de lui faire émettre une suite de mots, une proposition avec une seule expiration, sans reprendre haleine (1).

Nous ramènerons ainsi le jeune sourd au débit naturel de la parole.

M. le docteur Walther, que nous avons consulté sur ce point, nous assure que les exercices de respiration ne peuvent nuire en rien à la santé de l'enfant pendant que s'opère la mue de la voix. Le professeur peut donc y soumettre ses élèves sans aucune crainte.

M. W. Van Praagh, directeur de l'Association pour l'enseignement oral des sourds-muets, à Londres, nous écrit qu'avec ses élèves il « surveillé très attentivement les exer-« cices respiratoires pendant la mue »; il insiste beaucoup sur ce point, qu'il considère comme très important.

De l'audition des jeunes sourds incomplets lors de la puberté

Si, à la puberté, la parole de nos élèves subit une fâcheuse influence, il ne parait pas en être de même de l'audition de ceux que l'on a surnommés les sourds incomplets.

C'est ce qui ressort tout d'abord d'une correspondance échangée à ce propos entre M. Graham Bell, de Washington, et plusieurs professeurs américains (2).

(1) En ce qui concerne les exercices à faire, nous nous permettons de signaler la thèse que notre collègue M. Danjou a présentée l'année dernière sur « Les exercices de respiration ».
(2) Ces lettres sont insérées dans le rapport que la Commission royale anglaise a publié dernièrement.

Dans une lettre en date du 30 avril 1888, M. Francis Clarke, directeur de l'Institution des sourds-muets d'Arkansas, s'exprime ainsi :

« Je partage l'impression générale que l'audition s'améliore « quelquefois vers l'âge de la puberté. Cela avait été déjà « constaté lorsque j'ai commencé à instruire des sourds « incomplets (il y a quatre ans), mais je n'ai pas de témoi- « gnage à offrir cependant.

« On ne pourra être absolument affirmatif sur ce sujet « jusqu'à ce que des expériences d'audition aient été faites « et enregistrées pendant quelques années. »

M. J.-A. Gillespie, directeur de l'Institution de Nebraska (Etats-Unis), nous apporte les témoignages demandés par M. F. Clarke.

Dans une lettre du 4 mai 1888, M. Gillespie dit à M. Graham Bell : « Dans trois cas constatés par moi-même, il y a eu une notable amélioration dans l'état de l'audition lorsque les enfants entraient dans l'époque de la puberté. »

De notre côté, nous nous sommes adressé à M. Vivien, notre collègue à l'Institution nationale de Paris, chargé de la classe *aurale* ou des demi-sourds, qui nous a confirmé, dans les termes suivants, l'opinion que nous venons de repro- duire : « Il est manifeste, nous dit M. Vivien, que l'ouïe de mes élèves s'est améliorée durant les cinq années qu'ils vien- nent de passer en classe. J'ai observé qu'à l'époque de la puberté cette amélioration avait été particulièrement appré- ciable. J'ai remarqué surtout ce fait chez un de mes élèves qui a mué tout récemment : alors que pendant ce phéno- mène la voix prenait un caractère très désagréable, l'audi- tion, au contraire, devenait sensiblement meilleure, et cet élève, précisément le moins bien doué sous le rapport de l'ouïe, pouvait percevoir presque aussi bien que ses cama- rades les paroles qu'on lui prononçait à l'oreille ou dans un tube acoustique (1). »

(1) A ces observations de nature pédagogique nous ajouterons celle que M. le Dr Ladreit de Lacharrière a publiée relativement à « deux enfants qui après avoir perdu l'ouïe à la suite de fièvre grave ont recouvré une audition suffisante, *vers l'âge de la puberté*, pour pouvoir entendre le langage à très haute voix. » (*Com- ment on fait parler les sourds-muets*, L. GOGUILLOT, 1889. Préface, page 16.)

De ce qui précède, il ressort un précieux encouragement pour les professeurs chargés de mettre le demi-sourd en état de communiquer *par l'ouïe* avec ses semblables.

Aussi nous estimons-nous heureux d'avoir songé à diriger également nos investigations vers un point qui, bien qu'étranger à la mue de la voix, ne s'en rapporte pas moins à l'époque de la puberté.

Conclusions

Nous nous résumerons en indiquant les points principaux de ce travail sur lesquels nous serions heureux d'attirer l'attention du professeur d'articulation, savoir :

Que la transformation subie par le larynx, à l'époque de la puberté, exerce une influence fâcheuse sur la voix du jeune sourd ;

Que cette influence se fait également sentir sur l'articulation des sons et sur le débit de la parole ;

Qu'à l'époque de la puberté, nos élèves, privés de l'ouïe — cet avertisseur si précieux pour les entendants, — sont hors d'état de corriger eux-mêmes les écarts de leur voix et de leur prononciation ;

Que l'on doit voir là l'une des principales causes qui font que la parole du jeune sourd ne donne pas, dans les dernières années d'études, toute la satisfaction que l'on peut en attendre ;

Que le professeur, à condition d'être exactement renseigné sur cet important phénomène de la mue, et sur ses conséquences, peut remédier aux défauts qui se glissent alors, et dans la voix et dans la prononciation de son élève ;

Qu'en ce qui concerne la voix il s'agit tout autant de soins et de précautions hygiéniques à faire prendre à l'élève, que d'un traitement pédagogique à appliquer ;

Qu'aussitôt la période critique de la mue passée, il faut reprendre tous les sons, voyelles et consonnes, dont l'articulation a été altérée ;

Que les troubles survenus dans la respiration du jeune sourd, lors de la mue, et qui nuisent au débit naturel de la proposition, de la phrase, doivent être combattus par des exercices spéciaux dès que ce phénomène est terminé;

Enfin, que si à la puberté la parole de nos élèves subit une influence fâcheuse, il n'en est heureusement pas de même de l'audition des jeunes sourds incomplets qui, elle au contraire, s'améliore notablement.

En terminant cette étude si fertile et si agréable, nous nous promettons de continuer à observer la parole de nos élèves durant cette période critique de la mue de la voix; peut-être un jour serons-nous à même d'augmenter les éclaircissements que nous croyons apporter aujourd'hui sur cette question toute d'actualité de *l'amélioration de la parole du jeune sourd.*

INDEX

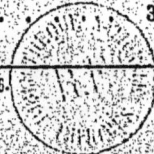

Tours. — Imprimerie Deslis Frères, rue Gambetta, 6.